AF296401

CAMPAGNE

D'ALLEMAGNE DE 1866

PREMIÈRE CONFÉRENCE

professée à la Faculté de médecine de Strasbourg

PAR

M. C. SARAZIN

PROFESSEUR AGRÉGÉ A LA MÊME FACULTÉ
MÉDECIN-MAJOR, RÉPÉTITEUR A L'ÉCOLE DE SANTÉ MILITAIRE
MEMBRE CORRESPONDANT DE LA SOCIÉTÉ DE CHIRURGIE.

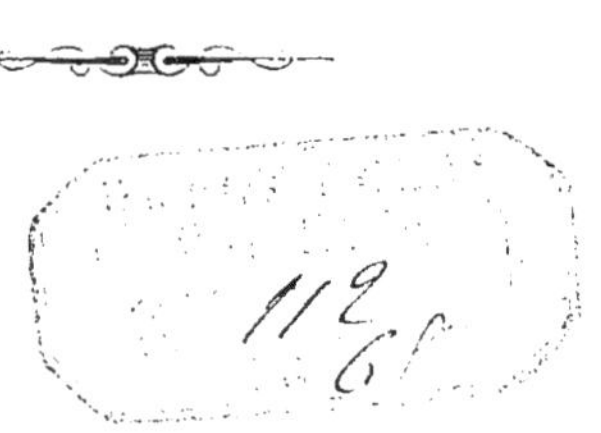

STRASBOURG

TYPOGRAPHIE DE G. SILBERMANN.

1868.

CAMPAGNE

D'ALLEMAGNE DE 1866

PREMIÈRE CONFÉRENCE

professée à la Faculté de médecine de Strasbourg.

J'ai résumé, il y a un an, l'histoire chirurgicale de la guerre d'Amérique. J'ai dit à ceux qui vous ont précédés, le dénuement profond des ambulances dans les armées du Nord au début de la campagne. Dans un pays où tout était organisé au point de vue de la paix et de la prospérité industrielle et commerciale, il n'y avait, à vrai dire, ni armée ni soldats, ni ambulances ni corps médical militaire. Mais il n'y avait aussi ni indifférence, ni vieilles coutumes, ni vieilles routines, ni vieux défauts. Le peuple était jeune, actif et indépendant, et la libre initiative des citoyens devait facilement suppléer à tous les rouages administratifs, engrenages étroits où se perdent trop souvent les efforts individuels.

En quelques mois les États du Nord organisaient une armée et des moyens de défense considérables, et en même temps se formaient des hôpitaux, des ambulances et un corps médical militaire comptant près de 6000 médecins.

Les hôpitaux étaient bâtis suivant toutes les règles de l'hygiène et sans parcimonie, à bonne proximité des grandes villes et en tête des voies ferrées qui menaient aux armées combattantes. Ils étaient construits en baraques-pavillons, séparés et réunis entre eux par des couloirs couverts et abrités. Chaque pavillon, composé d'un rez-de-chaussée élevé au-dessus du sol, contenait de 30 à 40 lits et formait un petit hôpital. Grâce à cette heureuse disposition, dont l'idée première est française, des hôpitaux de 2000 et 3000 lits ont pu échapper aux désastreux effets de l'encombrement. Ce n'est que très-exceptionnellement qu'on y a observé la pourriture d'hôpital, l'érysipèle, l'infection purulente et le typhus. Du reste, nos collègues d'Amérique, débarrassés de toute entrave administrative, avaient un moyen radical de soustraire leurs blessés aux influences nosocomiales : sitôt qu'un pavillon était reconnu malsain, on y mettait le feu. En quelques minutes, le bois dont il était construit était réduit en cendres. Plus d'un hôpital français mériterait d'être traité de la sorte.

Les résultats chirurgicaux obtenus dans cette guerre de la sécession ont été des plus favorables. Jamais jusqu'ici la chirurgie d'armée n'avait obtenu d'aussi brillants succès. Comme médecins militaires, nous ne saurions les proclamer assez haut, car on ne peut les attribuer qu'à l'indépendance du corps médical et à la libre et active initiative des médecins. Mais nous ne pouvons qu'être profondément attristés lorsque nous comparons les statistiques américaines à celles que Chenu a publiées dans son admirable ouvrage sur la guerre de Crimée. Peut-être un jour ou l'autre aurez-vous l'occasion de parcourir ces statistiques ; j'en ai présenté plusieurs fois les principaux chiffres. La comparaison est écrasante, mais nous n'avons pas lieu d'en rougir. N'est-ce pas un intendant en chef de l'armée de Crimée qui a écrit : « Les médecins, cet auxiliaire indispensable du service hospitalier. » Puisque nous n'étions, puisque nous ne sommes que des auxiliaires, à lui d'expliquer le désastre, à lui la responsabilité.

Les ambulances américaines étaient pourvues d'un matériel considérable, tout nouvellement créé et le plus parfait qui ait jamais existé. Ceux qui parmi vous ont visité l'Exposition ont été à même d'admirer les belles dispositions de leurs fourgons, la légèreté et la simplicité de leur construction. Pour les voies ferrées, il y avait des wagons spéciaux formant en quelque sorte un petit hôpital et pouvant transporter 30 malades couchés, à l'abri de la chaleur, de la poussière et du froid. Les couchettes, suspendues à des anneaux de caoutchouc, permettaient aux blessés d'échapper à l'incessante et pernicieuse trépidation des chemins de fer. Sur les fleuves, de grands transports à vapeur, admirablement emménagés, remplissaient mieux encore le même service. Enfin je vous rappellerai, en passant, l'abondance et la variété des denrées alimentaires et des boissons alcooliques dont les médecins pouvaient disposer pour leurs blessés et leurs opérés.

A côté du service régulier, du service militaire, venait la commission dite *sanitaire*, auxiliaire puissant, indépendant du ministère de la guerre, et abondamment pourvu de tout ce qui est nécessaire et utile dans les ambulances et dans les hôpitaux. Cette commission, créée par la charité publique, dotée par des dons gratuits, avait disposé de 40 millions. Elle sut les employer utilement à secourir les blessés et les malades et facilita partout le service médical.

Voilà certes une bonne leçon qui nous est donnée par un peuple ignorant des choses de la guerre. Saurons-nous ou plutôt pourrons-nous en profiter? Je chercherai à vous montrer en terminant quels sont les obstacles qui chez nous s'opposent au progrès du service médical militaire, obstacles que tous ensemble nous chercherons à surmonter.

Mais laissons de côté l'histoire chirurgicale de la guerre d'Amérique, trop vieille déjà, mais trop peu connue, et voyons ce qui s'est passé dans la guerre d'Allemagne. Les documents qui nous sont parvenus sur cette campagne de 1866 sont encore incomplets, mais ils sont suffisants pour nous permettre de juger à un point de vue général le service chirurgical des ambulances et des hôpitaux.

Ces documents se composent d'un certain nombre de mémoires et de brochures écrits par les médecins en chef, et de quelques feuilletons, pamphlets et articles de journaux. Ces derniers attaquent ou défendent le service des ambulances prussiennes. Si vous voulez des titres et des noms, je vous citerai Stromeyer, médecin en chef de l'armée du Hanovre, l'homme le plus justement connu parmi les médecins militaires allemands. Il a écrit un excellent mémoire résumant l'histoire chirurgicale de la campagne hanovrienne : *Observations relatives aux plaies par coups de feu dans la campagne de 1866*; Bernard Beck, médecin en chef de l'armée badoise, professeur à Fribourg : *Histoire chirurgicale de la campagne de 1866 dans le sud de l'Allemagne;* Langenbeck, que vous connaissez tous de nom : *Ambulances et hôpitaux prussiens en Bohème;* Dumreicher, professeur à l'Université de Vienne : *Communication sur le même sujet présentée dans le Journal de médecine militaire de Vienne et réponse à Langenbeck;* Bœrwindt, médecin de la garnison de Francfort : *Du traitement des malades et des blessés sous la tente pendant l'été de 1866.*

Puis viendrait un compte rendu chirurgical de la guerre de Bohème, par Heyfelder, et enfin un certain nombre de brochures et de pamphlets moins directement scientifiques et s'adressant au public plutôt qu'aux chirurgiens d'armée.

Tels sont les documents qu'il m'a été possible de me procurer et d'après lesquels j'ai pu établir le résumé que je vous présente.

Comme vous le voyez, il n'y a là encore rien d'officiel. Bien des chiffres et des statistiques nous manquent. On peut espérer voir bientôt paraître un compte rendu complet de la campagne, analogue à celui qui a été publié par Lœffler après la guerre de Danemark et la prise de Düppel. C'est un exemple qui a été donné par Chenu après nos victoires de Crimée et qui a été suivi aux États-Unis par les bureaux de la guerre, après les combats sanglants qui ont consolidé l'Union. Ces grands travaux d'histoire et de statistique chirurgicale fournissent une base solide à la partie scientifique de la chirurgie. Ils sont le fruit de l'esprit positif du siècle, et vous comprendrez l'étendue des services qu'ils sont appelés à rendre, en vous rappelant qu'ils remplacent par des faits qu'on ne saurait discuter des théories trop souvent mal assises et toujours personnelles.

Vous savez qu'en juin 1866 la Prusse, avec 700 mille hommes sous les armes, se jetait sur le reste de l'Allemagne, surprise et désorganisée, pendant que l'Italie opérait en Vénétie une diversion puissante qui devait décider la défaite de l'Autriche.

La Prusse avait préparé de longue main cette aggression ; elle suivait, après un siècle d'intervalle, la politique implacable de Frédéric II, entravée un moment par nos victoires d'Iéna et d'Auerstædt. Elle devait punir les Saxons de leur trahison de Leipzig. Solidement organisée au point de vue d'une guerre aggressive et de courte durée, elle avait essayé ses forces ; le Danemark lui avait servi de plastron et lui avait fourni le brandon de discorde, l'occasion longtemps attendue et savamment préparée. Elle avait pu juger les armées autrichiennes et celles de la Confédération pendant la dernière guerre du Schlewig-Holstein ; l'Italie décidée, elle était prête.

En quelques jours la Saxe était conquise et la Bohème, dont les défilés n'avaient pas été défendus, étaient envahie ; l'armée du Hanovre, coupée, battue à Langensalza, était prisonnière, et l'armée de la Confédération, mal organisée, mal commandée, indécise, fuyait partout devant les Prussiens. Viennent ensuite la victoire de Sadowa, la prise de Mayence, de Francfort, de la Hesse et du duché de Nassau. La Prusse est partout victorieuse et 30 à 40,000 blessés remplissent les ambulances.

Le mémoire de Stromeyer résume avec clarté et concision la partie médico-chirurgicale de la campagne des Hanovriens. Ses statistiques nous fournissent les chiffres suivants :

Blessés 1092, dont 64 officiers et 1028 soldats. Les Prussiens y figurent pour 260 et les Hanovriens pour 832. Ces blessures ont été produites: par des projectiles, 1057; par des coups de sabre, 5; par des coups de pointe ou des coups de baïonnette, 10; par des instruments divers, 20.

Ces chiffres vous montrent la proportion habituelle des coups de feu par rapport aux blessures faites par les armes blanches. La rapidité du tir actuel, la justesse et la portée des carabines tendront encore à l'exagérer.

Stromeyer avait été forcé, par la disposition des lieux, d'établir ses ambulances assez loin du champ de bataille, qui était découvert et privé d'eau. Il les avait fixées à Langensalza, à Kirschheiligen et dans les villages environnants. Comme les maisons et les établissements publics étaient insuffisants pour contenir les blessés sans encombrement, on avait élevé rapidement des tentes d'ambulances et des baraques de bois construites d'après les plans américains. Quand plus tard le nombre des blessés diminua, ce fut les baraques qu'on évacua les dernières; on avait reconnu que ceux qui y étaient soignés se trouvaient dans de meilleures conditions que partout ailleurs. Ces ambulances furent abondamment pourvues de provisions de toute nature, au point que, des 4000 thalers qu'il reçut pour parer aux premiers besoins, Stromeyer put en renvoyer 1000 au comité central de secours aux blessés.

On put remarquer, dans les établissements hospitaliers de Langensalza et de Kirschheiligen, la marche favorable des plaies les plus graves. Les blessés atteints de lésions mortelles survivaient longtemps à leurs blessures. Il n'y eut que 2 cas de typhus, dont un fut mortel (il s'agit ici probablement de fièvre typhoïde). Le choléra, qui fit environ 100 victimes à Langensalza, respecta les ambulances. On n'y observa pas de pourriture d'hôpital et la cicatrisation des plaies n'y laissa rien à désirer. Il est à noter toutefois que bon nombre de blessés gravement atteints succombèrent à l'infection purulente. A ce sujet, Stromeyer déplore l'ostracisme qui momentanément frappe les émissions sanguines. L'emploi de la glace et du froid rend, il est vrai, d'excellents services dans les traumatismes; mais lorsqu'on en est privé, comme pendant les premiers jours qui suivirent la bataille, on peut prévenir par la saignée les complications inflammatoires locales, qui souvent mettent en danger les membres et la vie des blessés.

Quant au service sanitaire et aux pansements, les médecins militaires avaient pour aides des sœurs de charité, des diaconesses et des infirmiers militaires. Il y eut bien, au début, de la rivalité et un peu de mécontentement de la part des derniers, réduits à peu près au rôle de domestiques; mais le service n'eut pas à en souffrir. A l'armée on ne peut compter que sur les infirmiers militaires; il faut de longue main les dresser à tous les services. Les femmes, religieuses ou non, protestantes ou catholiques, ne peuvent pas suivre les ambulances des armées combattantes. Lorsqu'on en a sous la main, il faut les employer surtout au service de la dépense. Elles ont déjà fort à faire pour y maintenir l'ordre et l'économie. Voyons maintenant quels ont été les résultats obtenus.

Sur 46 blessés atteints de plaies du crâne et des enveloppes crâniennes, 10 sont morts du 5e au 37e jour. Le froid et les purgatifs ont seuls été employés. On n'a pas trépané et on ne faisait l'extraction des esquilles que lorsqu'elles étaient détachées par la suppuration. Stromeyer se prononce énergiquement pour l'expectation dans les coups de feu du crâne.

Les plaies du cou nécessitèrent 2 fois la ligature de la carotide primitive, qui fut, dans les 2 cas, suivie de mort. Ces 2 ligatures furent faites pour des hémorrhagies provenant des branches de la carotide externe. L'absence de détails suffisants ne permet pas de juger ces opérations.

Les fractures par coups de feu de la clavicule ont été accompagnées de plaies pénétrantes de poitrine et de lésions du plexus brachial. Les contusions de ce plexus et les plaies qui l'atteignaient au-dessus de la clavicule n'étaient suivies que de paralysies passagères.

Plus loin nous trouvons 10 fractures de côtes sans lésion du poumon et 1 seul cas de mort, 47 plaies pénétrantes de poitrine et seulement 16 guérisons. Deux de ces derniers blessés succombèrent à des hémorrhagies internes provenant de l'artère intercostale, le premier le 35e jour, le second le 50e. Des faits analogues sont signalés par Bernard Beck et rendent aux blessures de l'intercostale l'importance qu'on avait voulu nier. Dans 2 cas la guérison se fit, le projectile restant dans la plaie.

Les plaies pénétrantes de l'abdomen nous fournissent les chiffres suivants :

Plaies pénétrantes sans lésions viscérales, 6 ; — 3 guérisons

2 plaies de l'intestin grêle, suivies de mort.

2 plaies du gros intestin : 1 cas de guérison chez un officier, qui présentait en outre une fracture de la crête iliaque.

4 plaies du foie, dont 3 ont été suivies de guérison.

Un coup de feu, qui avait traversé la vessie et le rectum, fut suivi de guérison. Une plaie de l'urèthre, dans ses portions prostatique et membraneuse, fut suivie d'un rétrécissement qu'on traita par la dilatation.

Sur 24 fractures par coups de feu des os du bassin, 12 furent suivies de mort. Les tentatives d'extraction des projectiles perdues dans le bassin ne furent pas heureuses et semblèrent favoriser le développement des accidents mortels.

Les blessures de l'extrémité supérieure nous fournissent des chiffres favorables aux résections articulaires, celles du coude surtout ont donné de bons résultats, et Stromeyer, malgré l'avis des chirurgiens américains, ne croit pas devoir préférer les résections totales de cette articulation aux résections partielles, lorsque l'étendue des lésions permet ces dernières. Il est à noter aussi que le nombre des amputations du membre supérieur, eu égard au nombre des fractures par coups de feu, a été moins considérable que dans la guerre du Schlewig-Holstein. Elles ont donné de bons résultats. On a fait plus d'amputations primitives que d'amputations consécutives. De plus, Stromeyer fait remarquer que, dans les lésions de la main, la conservation, si elle laisse aux malades des doigts immobiles, raides et crochus, est suivie de résultats moins favorables que l'amputation, qui les aurait débarrassés de ces parties non-seulement inutiles, mais encore gênantes pour les fonctions de la main.

Dans les coups de feu de l'avant-bras et de la main, des hémorrhagies secondaires et des hémorrhagies tardives ont, cinq ou six fois, nécessité une intervention chirurgicale. La ligature portée sur l'humérale a été suivie de thrombose veineuse et de gangrène, accidents qu'on aurait évités en liant dans la plaie l'artère d'où provenait l'hémorrhagie.

On ne saurait trop étudier les résultats de la pratique chirurgicale dans les fractures du fémur et dans celles du genou. Les documents publiés par Stromeyer nous montrent que, dans les fractures de la diaphyse sans éclats étendus et sans lésions articulaires, la conservation a donné plus de 40 p. 100 de guérisons; ce chiffre concorde d'une façon à peu près absolue avec celui des rapports américains. Les résections diaphysaires ont fourni de moins beaux résultats que l'amputation. Les amputations primitives sont restées supérieures aux amputations consécutives. Enfin celles du tiers supérieur du fémur équivalaient à peu près à un arrêt de mort.

Dans les coups de feu du genou, la résection primitive n'a pas été employée; l'amputation consécutive a été réservée pour les cas d'un diagnostic douteux; l'amputation primitive au tiers inférieur de la cuisse a été suivie comme règle et elle a donné les meilleurs résultats. Quant à l'incision tardive de la capsule et à l'extraction des esquilles, équivalant à peu près à une résection secondaire, Stromeyer hésite à la condamner ou à l'approuver. Elle ne serait, en tout cas, applicable qu'à un très-petit nombre de cas.

Les fractures de la jambe et de l'articulation tibio-tarsienne sont au nombre de 106. Elles ont nécessité 19 fois l'amputation, suivie de 8 insuccès; et 17 des blessés traités par la conservation ont succombé au tétanos, à l'infection purulente ou à la gangrène. C'est aussi l'expectation et la chirurgie conservatrice qu'on a préférées aux résections et aux amputations partielles du pied dans les coups de feu de l'articulation tibio-tarsienne, du tarse et du métatarse.

Enfin les fractures par coups de feu du membre inférieur fournissent à Stromeyer l'occasion de s'élever vivement contre les débauches de plâtre auxquelles se livraient les jeunes chirurgiens. Il en limite l'emploi à la dernière période de la consolidation des fractures par coups de feu.

Tels sont les principaux documents qui nous sont présentés par Stromeyer. Voyons ceux que nous fournit Bernard Beck.

Il est difficile de résumer le livre du chirurgien badois, qui est plutôt un traité abrégé de chirurgie d'armée qu'un compte rendu de la campagne de 1866. Nous n'y trouvons pas de tableaux statistiques résumant avec clarté et précision les faits chirurgicaux les plus importants, tandis que nous y rencontrons bon nombre d'observations intéressantes et bien des pages de pathologie chirurgicale. Je suis loin d'admettre toutes les idées théoriques avancées par Beck, mais ce n'est pas ici le lieu de les discuter. Je me bornerai à vous signaler les faits les plus intéressants consignés dans son mémoire.

Au point de vue des ambulances, Beck insiste avec raison sur l'importance du choix des locaux destinés à loger les blessés. Les grands bâtiments, les églises, dans lesquels on peut accumuler un grand nombre de malades, présentent rapidement les inconvénients de l'encombrement. A Gross-Rinderfeld l'église fut occupée par les blessés wurtembergeois; bientôt l'infection purulente et la septicohémie y firent de cruels ravages. La mortalité y fut considérable. D'autres exemples analogues sont faciles à trouver. Ces idées sont très-justes et je les ai soutenues moi-même. Plus les salles où on met les blessés sont grandes, plus le nombre des blessés y est considérable, plus aussi se fait sentir l'absence des dispositions indispensables aux établissements hospitaliers. Et cependant, tant que nous n'aurons pas la direction des ambulances, jamais nous ne pourrons éviter ces causes de méphitisme et d'encombrement; jamais nous ne pourrons persuader à des gens étrangers à l'art que les bâtiments les plus vastes ne sont pas précisément les plus favorables.

Les ambulances du 8e corps d'armée n'ont pas été très-heureusement partagées. Tous les accidents des plaies y ont été représentés. Si le choléra et la dysenterie y ont fait défaut, le typhus y a régné. Beck a eu connaissance de 18 cas de tétanos. L'érysipèle traumatique, la pourriture d'hôpital dans sa forme diphthéritique, l'infection purulente et la septicohémie sont venues compliquer les plaies par coups de feu.

Au point de vue opératoire, les conclusions auxquelles l'auteur s'arrête, sont les suivantes. Le trépan n'est indiqué comme opération immédiate que si un corps étranger, solidement implanté dans la boîte crânienne, résiste à toute tentative d'extraction. Dans les coups de feu de la face, il ne faut pas enlever les esquilles adhérentes, on doit attendre qu'elles soient détachées par la suppuration. Les plaies non pénétrantes de poitrine peuvent devenir pénétrantes par la chute des eschares ou des esquilles, s'accompagner d'épanchements pleurétiques et nécessiter la thoracentèse. Beck signale aussi, dans les fractures par coups de feu des côtes, le danger des hémorrhagies provenant de l'artère intercostale. Du reste, grand partisan de l'expectation dans les plaies de poitrine et plus loin dans celles de l'abdomen, il limite plus que tout autre l'intervention chirurgicale. En revanche, il accorde grande confiance à l'acide phosphorique, pris à l'intérieur, comme moyen antiphlogistique général, et se montre trèsavare des saignées.

Les coups de feu de l'épaule ont nécessité 8 fois la résection; 4 des opérés sont morts. L'un d'eux était atteint d'une plaie pénétrante de poitrine; un autre avait l'artère sousclavière embrochée par une esquille provenant de la première côte et mourut d'hémorrhagie. 11 fois on fut forcé de désarticuler l'épaule; 3 des opérés moururent.

Les blessures du coude permirent 5 fois l'expectation et 14 fois la résection. Un des premiers blessés dut subir l'amputation, et 3 des réséqués moururent d'infection purulente et d'épuisement. L'amputation du bras fut faite 21 fois, 7 fois comme amputation primitive et 14 fois comme amputation consécutive. Le chiffre de la mortalité, étant 5, est à peu près le même que dans la résection. Enfin 8 amputations de l'avantbras donnèrent 7 succès.

La résection de la tête du fémur et la désarticulation coxofémorale furent faites toutes les deux 1 fois, sans succès.

L'amputation primitive de la cuisse fut faite 10 fois; elle fut 4 fois suivie de mort, et 41 amputations consécutives donnèrent 19 succès; en tout 51 amputations, dont 26 suivies de mort, l'avantage restant aux amputations primitives.

Quant aux blessures par coups de feu du genou, après avoir reconnu la nécessité d'une intervention chirurgicale active, amputation ou résection, Beck cherche à sauver cette dernière opération de la défaveur à peu près générale dans laquelle elle est tombée, et cependant les 3 exemples qu'il cite ont été suivis de mort.

La résection porta 10 fois sur la continuité des os, 4 fois sur le fémur avec 3 insuccès. La clavicule, l'omoplate, le tibia et le métatarse donnèrent 4 succès, l'os iliaque 1 cas douteux. En somme, la résection des diaphyses ne s'est pas relevée ici plus qu'à Langensalza des insuccès qu'elle avait subis dans la guerre d'Amérique.

Voyons maintenant ce que nous dit Bœrwindt.

Sa brochure a plutôt trait à l'hygiène hospitalière qu'à la chirurgie proprement dite. Le commencement en est assez malheureux. C'est en Allemagne et dans le courant des dernières années, que l'on a reconnu les avantages que présentent les tentes et les baraques pour le traitement des malades et des blessés. Voilà à coup sûr une prétention assez amusante, d'autant plus que l'auteur a tout à fait l'air d'être de bonne foi. Nous avons peine à croire à son ignorance.

Francfort comptait pour sa défense sur le célèbre 8e corps, qui a fait une si singulière campagne. Nous savons ce que lui a coûté cette protection, et cependant elle y comptait si bien, qu'elle avait préparé 2000 lits pour recevoir ses défenseurs blessés. Pour obvier à l'insuffisance des locaux, on avait dressé dans le jardin de l'hôpital militaire trois tentes contenant chacune 14 lits. On aurait pu les multiplier dans les endroits de la ville les plus favorables, si le nombre des blessés avait dépassé les prévisions. Grâce à la sage prudence du 8e corps, ces ressources furent plus que suffisantes, et les trois tentes de l'hôpital militaire furent seules occupées par des blessés et des typhiques.

Ces trois tentes étaient de forme oblongue, pourvues à chacune de leurs extrémités d'une annexe destinée aux besoins du service. Elles étaient soulevées au-dessus du sol par une couche de gravier et de sable d'un pied de haut et par un demi-pied de terre glaise bien battue. Cette dernière, au dire de Bœrwindt, formait un revêtement suffisamment imperméable et prévenait l'imbibition du sol par le sang, par les liquides et par les produits de sécrétion. La toiture était différente pour chacune d'elles. L'une n'était couverte que de toile; la seconde était munie d'un toit composé de toile et de planches, disposé comme celui des gares de chemin de fer; la troisième était recouverte de planches et de carton-pâte imperméable.

L'auteur oublie de nous donner les dimensions de ses trois tentes. C'est priver son mémoire d'une bonne partie de l'intérêt qui s'y rattache. La troisième fut la plus chaude, la seconde fut la plus froide et la seule où les malades ne fussent pas suffisamment abrités contre la pluie. Des tableaux comparatifs des températures extérieures et intérieures sont dressés pour chacune des tentes.

En trois mois environ, les 42 lits qu'elles contenaient ont été occupés par 53 blessés, 34 typhiques, 1 cholérique, 1 malade atteint de bubon phagédénique. Un phlegmon diffus et une maladie du cœur portent à 88 le nombre des malades qui ont été traités sous ces tentes. La mortalité a été de 9 p. 100 : 4 blessés, 3 typhiques et 1 cholérique. Il est clair qu'on ne peut rien conclure de chiffres aussi restreints.

Les blessures observées ont été très-variées. Les plus intéressantes sont les suivantes :

2 fractures du crâne par coups de feu; application du trépan, 1 mort.

2 coups de feu du bassin, dont 1 cas de fracture de l'os des îles, tous deux suivis de guérison.

4 coups de feu de l'épaule et deux observations assez curieuses, mais peu précises.

4 fractures de l'humérus, 2 résections consécutives; dans l'une de ces dernières, une fracture longitudinale, que l'opérateur n'a pas dépassée, n'a pas entravé la consolidation.

2 fractures du coude ont nécessité toutes deux la résection. Un des opérés est mort d'infection purulente.

2 fractures par coup de feu de l'avant-bras et 4 de la main n'ont rien présenté de remarquable.

Bœrwindt rapporte aussi 4 contusions et une seule fracture du fémur, produites par des projectiles prussiens. Il prétend que 4 fois il a touché du doigt, dans la plaie, l'os contusionné, mais non brisé par le projectile. Ce sont là des chiffres dont on a lieu d'être étonné.

De même, sur 2 coups de feu du genou, il y aurait eu 1 cas de blessure capsulaire sans lésion osseuse, suivi de guérison sans accidents. Nous nous demandons si la capsule a réellement été intéressée par le projectile. Le second cas, accompagné de fracture de l'extrémité inférieure du fémur, nécessita la résection, qui fut suivie de mort.

De même aussi, sur 9 fractures de jambe, 2 fois l'os a été perforé par le projectile sans presque produire d'esquilles ni d'éclat; et cependant les perforations osseuses signalées de tout temps ont toujours été considérées comme des faits exceptionnels.

5 fractures par coup de feu du pied et 5 amputés, évacués vers Francfort après l'opération, terminent la liste des blessés traités sous la tente.

Comme on le voit, ces chiffres sont trop restreints pour avoir une grande valeur. Notons toutefois que les résultats obtenus ont été heureux; ils corroborent un fait depuis longtemps admis chez nous : c'est que le séjour sous la tente en été est favorable aux blessés et aux malades.

Voyons maintenant la Prusse.

Le service médical dans l'armée prussienne ressemble beaucoup au nôtre. Les noms toutefois diffèrent; leurs ambulances prennent le nom de *lazarets*. Leur *lazaret léger divisionnaire* (*leichte Divisions-Lazarete*) correspond à notre *ambulance divisionnaire*, et une partie de ce lazaret, sous le nom de *détachement mobile*, suit les lignes des combattants comme nos *ambulances volantes*. A eux revient le soin de ramasser les blessés et de leur donner les premiers secours. Leur *lazaret lourd de corps d'armée* (*schwere Corps-Lazarete*) correspond à notre *ambulance de quartier général* et fonctionne comme elle, soignant les blessés jusqu'à guérison complète, ou jusqu'à ce qu'il soit possible de les évacuer. Enfin les *lazarets d'étapes* et les *lazarets de réserve de guerre* (*Etappen-Lazarete* et *Kriegsreserve-Lazarete*) ne sont pas autre chose que nos hôpitaux d'évacuation. Mais le nombre de ces derniers est fixé en Prusse, tandis qu'il varie chez nous suivant les éventualités de la guerre, et il en est de même de leurs *réserves de matériel d'ambulance*, désignées sous le nom de *dépôt de réserve des lazarets* (*Lazaret-Reserve-Depot*). Ces derniers furent établis à Breslau et à Dresde. Quant au service des évacuations, une commission spéciale en était chargée; cette partie du service relève chez nous des ambulances.

Dès le commencement des hostilités en Bohème, le nombre des blessés fut considérable. Il est juste de dire, en faveur du service médical prussien, que les difficultés contre lesquelles il eut à lutter furent encore augmentées par le grand nombre de blessés autrichiens auquel il dut porter secours. Les ambulances furent établies dans les villes et les villages qui avoisinaient le champ de bataille. On profita de tout pour abriter les blessés : les églises, les écoles, les fabriques, les granges et les maisons abandonnées par les habitants furent transformées en salles d'hôpital. Quelques tentes furent établies dans les localités les plus encombrées. Les hôpitaux d'évacuation furent disposés sur les voies ferrées dans toutes les grandes villes.

J'emprunte au rapport de Heyfelder les quelques faits suivants, qui m'ont semblé mériter de l'intérêt.

A Gœrlitz, ville de 20,000 habitants, sur la frontière de Bohème, 1497 lits, distribués dans 7 bâtiments et 4 tentes, furent occupés par des blessés et des malades. Sur 12 amputations, 7 furent suivies de mort; 2 résections du coude, 2 morts; 8 ligatures de grandes artères, 3 morts.

Gœrlitz échappa à la pourriture d'hôpital, mais non à l'infection purulente et au typhus.

Zittau, Lobau, Herrnhut, Reichenberg, possédaient aussi des ambulances, sur lesquelles je n'ai trouvé aucun document.

A Turnau, en Bohème, nous trouvons 300 blessés manquant de tout au commencement; la plupart des amputés y moururent.

Lubin, village de 1000 habitants, reçut 400 blessés, plus de la moitié des amputés mourant d'infection purulente et de pourriture d'hôpital. Aucune résection n'y a été faite.

A Gitschin nous nous rapprochons du champ de bataille; les Prussiens, en y entrant, trouvent les églises, la caserne et le gymnase remplis de blessés autrichiens; les leurs occupent le château de Wallenstein, la préfecture, le Palais-de-Justice; et quelques jours après, la bataille de Sadowa vient ajouter à l'encombrement. Pour abriter les blessés, on est forcé de les loger jusque dans les corridors et les escaliers. Le matériel des ambulances est loin et on manque de tout. L'affluence des blessés est telle qu'on ne peut même pas les compter. Jugez de l'efficacité des soins reçus par ces malheureux. Plus tard, lorsqu'il fut possible de rétablir un peu l'ordre, on les évalua à 1865.

Le nombre des fractures par coups de feu des membres et des plaies articulaires fut, à Gitschin, de 430, dont 262 aux extrémités inférieures. 45 de ces blessés moururent sans avoir été opérés; 63 subirent de grandes opérations (amputations ou résections), dont 18 moururent, 2 guérirent, et 43 étaient encore en traitement le 1er août.

Les principales causes de la mortalité furent ici l'infection puruleute, l'infection putride et le tétanos; on y observa peu la pourriture d'hôpital.

A Kœnigenhof, 502 blessés furent logés dans 7 maisons et 14 tentes construites en fer et en toile. Il s'y fit 63 amputations et résections, dont nous ne connaissons pas les résultats, et quelques ligatures de grandes artères. Cette dernière opération fut suivie dans la plupart des cas, notamment pour la crurale, de la gangrène du membre.

C'est à Horsitz, ville de 5000 habitants, que fut établi le centre des lazarets prussiens. Horsitz, située entre Sadowa et Kœnigsgrätz, reçut, le jour de la bataille, plus de 3000 blessés. On put en garder 1000; les autres furent évacués. Sur les 1000 qui restèrent, 200 moururent. Les habitants avaient pris la fuite; on manqua de tout pendant les premiers jours; tous les bâtiments aptes à recevoir des blessés étaient encombrés; on y dressa en outre 5 grandes tentes.

Le nombre des grandes opérations faites à Horsitz fut assez élevé, mais les statistiques exactes nous manquent. Au dire d'un des chirurgiens qui y fit le service, la mortalité des opérés fut d'environ 50 p. 100, chiffre assez considérable. Quelques exemples de fractures du crâne, pris à Horsitz par Heyfelder, plaident en faveur de l'expectation dans ce genre de lésions.

10 ambulances furent établies autour de Horsitz, 5 à l'est et 5 à l'ouest.

Mechanitz, petite ville de 4000 âmes, devint aussi le siége d'une ambulance importante, sur laquelle nous avons des renseignements assez complets, grâce au professeur Busch, de Bonn, qui y fit le service en qualité de volontaire. On y reçut, pendant la bataille, plus de 1000 blessés. L'encombrement y fut tel et les conditions hygiéniques y furent si mauvaises, que sur 14 amputés 13 moururent de pyohémie, d'ichorohémie, de pourriture d'hôpital et de tétanos. Cette dernière affection fut combattue avantageusement, paraît-il, par des injections sous-cutanées de curare à la dose de 1/6 de grain, répétées 6 fois par jour. Plus tard le curare fut remplacé par la curarine. L'artère fémorale fut liée 4 fois sans succès; ces opérés succombèrent à des hémorrhagies provenant de la plaie de la ligature. On nota cependant, à Mechanitz, quelques heureux exemples de chirurgie conservatrice dans les fractures par coups de feu, et l'excision de la rotule, fracassée par une balle, fut suivie de guérison. La résection complète de l'articulation tibio-tarsienne y fut aussi suivie de succès.

Près de Mechanitz, le magnifique château de Hradeck reçut 500 blessés et en abrita 180 ; ils s'y trouvèrent dans des conditions relativement meilleures ; aussi la chirurgie n'y fut pas très-malheureuse.

4 amputations du bras furent suivies de guérison.

9 amputations de cuisse donnèrent 7 succès.

4 amputations de jambe, 2 morts.

2 désarticulations coxo-fémorales ; les 2 opérés ne survécurent que 48 heures.

1 désarticulation du pied, 4 résections du coude et 4 résections *du pied* (?) furent suivies de guérison.

4 résections du genou fournirent un succès. C'est peut-être le seul de toute la campagne.

En somme, sur 500 blessés reçus à Hradeck, 70 moururent.

A Misloritz, village situé sur la grande route entre Sadowa et Horsitz, les habitants s'étaient sauvés en détruisant jusqu'aux puits, de sorte qu'on y manqua même d'eau. Le nombre des blessés qui y furent reçus fut assez considérable. On y remarqua que les amputations faites le jour ou le lendemain de la bataille donnèrent des résultats bien supérieurs à ceux des amputations secondaires ou des résections tardives. Un coup de feu du genou, dans lequel le projectile avait traversé l'article, guérit sans opération. Le même fait se présenta pour l'articulation du pied et pour l'épaule.

A la fabrique même de Sadowa on fit, le jour de la bataille, 35 amputations, dont 15 furent suivies de succès, tandis que 4 ligatures de grandes artères furent suivies de la gangrène du membre et de la mort des opérés.

Enfin nous trouvons encore, dans ces champs de bataille de Bohème, les ambulances de Cerekwitz, Tereboutie, Négolisch, Maslovied et Horonowic.

A Cerekwitz, Wilms, de Berlin, obtint les résultats suivants :

18 amputations de cuisse, 11 morts.

1 désarticulation de l'épaule, suivie de mort.

4 ligatures de la fémorale et une ligature de l'iliaque externe, toutes suivies de mort.

4 désarticulations tibio-tarsiennes et 6 résections du coude, suivies de guérison.

Nous trouvons à Tereboutie 120 blessés et quelques résections heureuses.

A Vegolish, 500 blessés encombraient tous les bâtiments habitables, les corridors, les escaliers, les cours et les jardins. Il n'y eut d'abord que 2 médecins pour soigner tous ces malheureux.

On y fit 21 amputations de cuisse, 13 primitives, qui donnèrent 6 morts et 7 guérisons, 8 consécutives, qui ne donnèrent que 3 succès.

On y pratiqua sans succès la désarticulation coxo-fémorale.

Nous manquons de renseignements suffisants sur Maslowied, qui abrita 1000 blessés.

Quant à Horonowic, le nombre des blessés s'y éleva à 1700, et les opérations y donnèrent d'assez bons résultats, puisque sur 10 amputés de cuisse on compta 9 guérisons.

Resteraient à voir les hôpitaux d'évacuation. On en avait établi 6 à Prague, 6 à Dresde et 1 à Berlin. Il ne semble pas que la pratique chirurgicale y ait rien présenté de bien remarquable; c'est du moins ce que semblent indiquer les statistiques incomplètes qui nous sont présentées par Heyfelder.

En somme, nous voyons, d'après ce rapide aperçu de la campagne, que l'encombrement et ses désastreux résultats n'ont pu être évités dans les ambulances prussiennes. Elles se sont trouvées presque partout, au début, dans un profond dénuement. Les amputations primitives ont donné partout de meilleurs résultats que les amputations consécutives. Les résections n'ont pas été aussi fréquentes qu'on pouvait s'y attendre; les conditions spéciales dans lesquelles se trouve la chirurgie militaire dans toutes les grandes guerres semblent en avoir limité l'emploi. L'expectation, au contraire, a gagné du terrain dans les cas de fractures des os par coups de feu, et c'est elle aussi qui semble avoir fourni les meilleurs résultats dans les lésions du crâne produites par des projectiles. La résection du genou, malgré un succès, semble condamnée. Enfin bon nombre de ligatures de grosses artères ont été faites; elles ont été presque toutes suivies de mort.

Telles sont les conclusions peut-être un peu prématurées qu'il m'a semblé pouvoir tirer des documents que j'ai pu me procurer. Mais nous n'avons pas encore le chiffre officiel des blessés de la guerre de Bohème, et nous pouvons prévoir les nombreuses difficultés auxquelles se heurteront ceux qui entreprendront ces statistiques chirurgicales. Dans une guerre aussi rapide et meurtrière, les morts et les blessés sont dispersés sur une grande étendue de terrain ; le personnel médical suffit à grand'peine aux besoins purement médicaux ; les administrateurs perdent la tête et viennent encore compliquer la situation par des ordres inintelligents et contradictoires. Au lieu de faciliter le service, ils l'entravent de mille manières. Tout le monde donne des ordres, personne n'obéit. Le corps médical, mal organisé, n'ayant pas, pour se commander, ses chefs naturels, se trouve éparpillé, dispersé ; il a perdu la cohésion nécessaire aux grands efforts qui lui sont commandés. Ajoutez à toutes ces difficultés celles qui naissent des nécessités stratégiques : les routes sont encombrées par les troupes, par la cavalerie, par les canons, par les convois de vivres et de munitions, plus indispensables, il faut le reconnaître, aux armées combattantes que les fourgons d'ambulance. En un clin d'œil le pays est épuisé et il ne nous offre plus que des ressources cruellement insuffisantes. Figurez-vous dans ces conditions difficiles, derrière une armée de 300,000 hommes, des ambulances encombrées de plus de 20,000 blessés : c'est le service chirurgical au lendemain de Sadowa ; c'est le service des ambulances au lendemain d'une grande bataille.

Nous sommes peut-être tous appelés, dans un avenir très-rapproché, à jouer notre triste rôle dans ces scènes émouvantes. Nous comprendrons alors l'insuffisance, au jour des grandes boucheries humaines, des moyens proposés par la convention de Genève ; mais nous puiserons dans nos sentiments de devoir et d'honneur la force de lutter contre les difficultés et de les surmonter. Vienne pour nous le jour de l'indépendance et de la force et nous saurons nous montrer dignes des libertés qui nous seront accordées.

Les ambulances prussiennes en Bohème ont été visitées par Dumreicher à la fin du mois d'août. Il était chargé par l'empereur d'Autriche de recevoir des mains des Prussiens les blessés autrichiens prisonniers. Il devait aussi chercher à porter remède à la profonde misère des pays ruinés par les réquisitions prussiennes. A l'époque où il les visita, ces ambulances contenaient encore environ un millier de blessés, et elles étaient loin de présenter toutes les conditions désirables. D'après les rapports qu'il présente à l'appui de ses attaques, le service y laissait beaucoup à désirer, les locaux étaient peu propres à contenir des blessés et on y avait négligé les dispositions nécessaires à leur assainissement. Dumreicher va même jusqu'à les accuser de malpropreté, de désordre et d'incurie, et il attaque avec virulence les médecins qui en étaient chargés.

A cette première attaque, formulée en termes généraux dans une feuille médicale de Vienne, Langenbeck, qui avait quitté Berlin pour suivre l'armée en Bohème, répondit par des négations, par des attaques personnelles et aussi par quelques bonnes raisons. Il fait remarquer, à juste titre, que les médecins prussiens se sont trouvés dans des conditions très-difficiles; qu'ils ont eu à soigner non-seulement leurs propres blessés, mais encore tous ceux que les Autrichiens ont abandonnés sur le champ de bataille; que l'Autriche, en refusant d'adhérer aux clauses de la convention de Genève, a multiplié les difficultés du service médical. Il dit aussi que Dumreicher, blessant dans ses allures, a eu peu à se louer de l'accueil des médecins dans les ambulances qu'il a visitées; que c'est là la véritable cause de ses attaques, et que, du reste, son ignorance des choses de la guerre explique seule son étonnement et les plaintes qu'il dirige contre le service prussien.

Attaqué à son tour aussi vivement par son collègue de Berlin, Dumreicher a répondu avec non moins de violence, et il a publié les rapports des médecins autrichiens entre les mains desquels la paix avait remis le service des ambulances. Il résulte de cette discussion que nous sommes mis parfaitement au courant des défauts que présenta le service sanitaire après Sadowa. Il ne me semble pas inutile de vous présenter quelques-uns de ces rapports. Il est important pour nous de connaître les fautes qui y sont justement signalées, afin qu'à l'occasion nous sachions éviter d'y tomber.

En voici quelques-uns.

Rapport sur l'état dans lequel fut remise l'ambulance de Vsestar le 13 août 1866.

J'y ai trouvé 72 blessés: 22 dans l'église, 11 dans la maison d'école, 17 dans une grange et 22 dispersés chez les habitants dans des chambres petites, sombres, basses et humides. Ces blessés étaient couchés par terre sur des sacs remplis de paille infecte et à moitié pourrie. Beaucoup d'entre eux n'avaient pas de draps. Ceux qui étaient dispersés dans les maisons étaient absolument abandonnés à l'humanité et aux soins des paysans, qui, eux-mêmes dans la misère, partageaient le peu qu'ils avaient avec les malheureux qu'ils abritaient. Le service de ces 72 blessés était confié à un médecin-major et à trois étudiants prussiens, avec un nombre d'infirmiers et d'aides suffisant. D'après le dire des officiers et des soldats trouvés dans cette ambulance, le service y était négligé à un tel point que le médecin-major ne visitait les blessés que tous les deux ou trois jours; les étudiants les visitaient à peine une fois par jour, et tous les pansements étaient abandonnés aux infirmiers, qui, libres de toute surveillance, les faisaient suivant leur fantaisie et en prenaient à leur aise. Bien plus, les blessés dispersés chez les habitants passaient quelquefois deux et trois jours sans secours médical d'aucune espèce.

Ces dires n'étaient que trop confirmés par l'état des plaies et des blessures, dont les pansements étaient nuls ou défectueux. Il faut avoir vu l'horrible malpropreté des bandages et l'aspect répugnant des plaies pour se faire une idée de l'incurie et du désordre qui régnaient dans cette ambulance.

Les objets de pansements et de literie, le linge et tous les ustensiles hospitaliers étaient en abondance à Vsestar, et cependant l'impression fut pour nous si navrante à l'aspect de tant de misère, que nous n'hésitons pas à accuser la négligence, l'incurie et la paresse de ceux qui étaient chargés du service médical.

J'employais quatre grandes chambres bien aérées et sèches, occupées par les médecins prussiens, à loger 24 blessés etc....

Signé Leo Reder,
médecin en chef autrichien.

Rapport sur l'état de l'ambulance de Skalitz.

Je suis arrivé à Skalitz au commencement de septembre pour recevoir des mains des Prussiens l'ambulance qui y était établie. Il est presque impossible de peindre fidèlement l'état dans lequel je trouvais cet établissement. Dix semaines s'étaient écoulées depuis le combat de Skalitz, et pas un seul parquet n'avait encore été lavé dans les bâtiments occupés par les blessés. Les termes manquent pour exprimer la malpropreté et le désordre de cette ambulance, qui était cependant pourvue d'un personnel suffisant... On ne saurait dire la joie manifestée par les blessés, même prussiens, lors de notre arrivée. Un des médecins qui en était chargé se contentait de venir une fois par jour leur dire par la porte entr'ouverte : « Bonjour les enfants, comment va la santé? » La charpie pleine de pus, les compresses et les pièces de pansements couvraient le sol au voisinage des lits. Des appareils plâtrés, qu'on aurait dû depuis longtemps renouveler, étaient imprégnés de pus et répandaient une puanteur insupportable. Les latrines bouchées infectaient l'ambulance etc....

Signé Dr HAUER,
médecin-major du 47e régiment d'infanterie.

Rapport sur l'ambulance de Gitschin.

C'est le 1er septembre que m'a été remis le service de l'ambulance sédentaire du 1er corps.

L'état de l'ambulance comme celui des blessés dénotait une extrême négligence. On trouvait dans les cours, dans les corridors et dans les chambres occupées par les malades, des montagnes d'ordures et l'air en était empesté. Dans les lits des blessés et dans les armoires on trouvait pêle-mêle du linge propre et du linge sale, de la charpie fraîche et de la charpie sale. Le lit et le linge de beaucoup de blessés étaient imprégnés de pus et la plupart des bandages étaient dans un état pitoyable.

... Les appareils plâtrés tout particulièrement, déformés et négligés, difformes et infects, nous ont semblé d'un effet désastreux pour les membres étranglés par eux et énormément tuméfiés. Les plaies étaient dans un triste état. Un cadavre avait été abandonné dans la chambre mortuaire sans que nous en fussions prévenus. Ce n'est qu'après plusieurs jours que l'odeur de la putréfaction nous révéla sa présence etc....

Signé Dr RIEDL,
médecin de régiment.

Encore un mot tiré du rapport de J. Pichler : *Sur l'ambulance de Trautenau.*

Les maisons n⁰ˢ 73 et 64 laissaient beaucoup à désirer au point de vue de la propreté et de l'ordre ; on n'y trouvait pas toutefois, *comme dans toutes les localités occupées par les ambulances prussiennes, des montagnes d'ordures.*

Le mémoire de Dumreicher contient quinze rapports analogues, tous aussi peu flatteurs pour le service sanitaire prussien. Que la vérité y soit dite un peu crûment, qu'il y ait même peut-être un peu d'exagération, nous ne saurions le contester ; mais nous sommes forcé d'admettre que le service de ces ambulances laissait beaucoup à désirer et cela à une époque assez éloignée de la bataille, lorsque les circonstances permettaient, sinon l'abondance, du moins l'ordre et la propreté.

Avant de quitter cette guerre d'Allemagne, signalons les services rendus par les Sociétés qui se sont formées pour secourir les blessés. Il est bon de noter avec quelle rapidité elles se sont organisées, car la guerre a été très-courte et déjà elles avaient eu le temps de faire sentir partout leur influence bienfaisante. En Bohème, par exemple, elles ont fourni aux ambulances du vin, du linge, des objets de pansements et même des vivres, et c'est grâce à elles que le désastre n'a pas été plus grand. Nous les voyons, après Langensalza, rendre les mêmes services aux ambulances du Hanovre et fournir à Stromeyer des sommes assez considérables qui le mettent à même de faire tout ce qu'exigeait la santé de ses blessés. En un mot tous ceux qui ont écrit sur cette campagne s'empressent de reconnaître l'efficacité du concours qu'elles ont prêté aux médecins militaires. Nous ne saurions trop applaudir aux nobles efforts de tous ceux qui en ont fait partie.

Quel enseignement pouvons-nous tirer des faits que nous venons d'analyser ? Si nous les comparons à ceux que nous a fournis la guerre de Crimée et la guerre d'Amérique, nous y trouvons une nouvelle preuve de l'énorme importance de l'hygiène dans la chirurgie d'armée. Les tables de mortalité nous indiquent avec une précision mathématique l'encombrement, la malpropreté, l'incurie et les défauts d'aération et de ventilation. La question, il faut le dire, était à peu près aussi avancée avant la dernière guerre d'Allemagne, qui n'est venue qu'ajouter une preuve nouvelle à ces vérités admises par tout le monde aujourd'hui et cependant si universellement négligées.

Et si nous nous demandons quelles seraient les mesures à prendre pour nous assurer les succès chirurgicaux auxquels nous avons droit, nous reconnaîtrons qu'il faut que les médecins seuls soient appelés à choisir l'emplacement des ambulances et des hôpitaux temporaires ; que seuls ils décident le nombre de malades et de blessés que doivent contenir les bâtiments qu'ils occupent; qu'ils aient le droit d'éviter l'encombrement dont ils peuvent seuls juger les effets; qu'ils puissent élever des tentes et des baraques en nombre suffisant; qu'ils aient sous la main tous les moyens de transport pour assurer le service si important des évacuations, et qu'ils aient sous leurs ordres tout le personnel et tout le matériel de l'ambulance pour faire exécuter toutes les mesures dont eux seuls peuvent reconnaître la nécessité.

Nous sommes les chefs naturels du service médico-chirurgical; seuls nous devons y commander.